Neustart nach dem Nikotinrückfall

Markus K. Hoffmann

2. Auflage
Copyright © 2025 – Markus K. Hoffmann

Inhalt

Vorwort

Sehr geehrte Leserinnen, sehr geehrte Leser,

auch wenn das Abhängigkeitspotential von Nikotin in der Rangliste der Suchtgifte sehr hoch ist, kann jeder Mensch prinzipiell von dieser Droge loskommen, auch nach jahrzehntelanger Abhängigkeit.

Sie haben aber nur dann eine gute Chance, wenn Sie strukturiert und gezielt gegen die Nikotinsucht vorgehen. Dieses Buch setzt genau dort an und zeigt Ihnen ganz konkret, wie Sie Schritt für Schritt aus dem Nikotinsumpf hinauskommen und Ihr rauchfreies Leben genießen können.

Mein eigener Weg zum Nichtraucher führte auch über frustrierende Rückfallerlebnisse. Leider habe ich aus Leichtsinn eine lange Nichtraucherphase damals weggeworfen. Es war damals bei geselliger Runde: Plötzlich hatte ich das Gefühl, ich hätte niemals aufgehört zu rauchen und schnappte mir eine Zigarette.

Als ich wieder bei Sinnen war, war die Zigarette schon im Aschenbecher. Am nächsten Morgen war ich ein Häufchen Elend. Die Gedanken um das

Nikotin schwirrten wieder in meinem Kopf herum und drohten mich wieder vollends in den Nikotinsumpf zu ziehen.
Ich schaffte es aber glücklicherweise aus diesem Loch herauszukommen. Ich bin heute als langjähriger Nichtraucher umso stolzer und glücklicher, dass ich mich danach konsequent zusammengerissen habe und nun seit 10 Jahren komplett rauchfrei bin.

Mit dem vorliegenden Leitfaden will ich auch Ihnen die Möglichkeit geben, sich endlich aus der Geiselhaft des Nikotins zu befreien, um wieder selbstbestimmt leben zu können.

Ich wünsche Ihnen dazu viel Erfolg und dass Sie jeden rauchfreien Tag in Zukunft genießen!

Markus K. Hoffmann

Sofortmaßnahmen für den rauchfreien Neustart

Die folgenden Maßnahmen können Sie gleich ab heute umsetzen. Als erstes müssen Sie alle Zigaretten und Utensilien, die Sie als Raucher verwendet haben, aus Ihrem direkten Umfeld entfernen. Durchforsten Sie zuhause alle Zigarettenbestände, auch sämtliche »eiserne Rationen« und denken Sie auch an jene, die Sie möglicherweise im Auto haben. Entsorgen Sie diesen ganzen Kram im nächsten Mistkübel. Zudem müssen auch alle Aschenbecher und Feuerzeuge weg.

Ziehen Sie hier einen klaren Schlussstrich, auch wenn z.B. ein graviertes Feuerzeug eigentlich ein Geschenk eines Freundes ist. Das große Problem ist nämlich, dass diese Gegenstände eng mit Ihrem Nikotinverlangen verknüpft sind und Sie immer wieder an frühere Raucherlebnisse erinnern. Dadurch besteht permanent die Gefahr, dass Sie spontan Lust auf eine Zigarette bekommen und der ganze Nikotinwahnsinn wieder von vorne beginnt. Hier gilt zunächst:

Aus den Augen aus dem Sinn.

Nach einem akuten Rückfall ist es unbedingt notwendig, dass Sie keinen einzigen Zug mehr an einer Zigarette nehmen.
Waschen Sie zudem möglichst in den nächsten Tagen alle Vorhänge, Polster und Decken, da sich darauf der Zigarettenrauch mit der Zeit abgelagert hat. Das gilt auch für Ihre Kleidung, auf der sich dieser angesammelt hat.

Generell stellt abgelagerter Rauch auf Gegenständen ein großes Problem dar. Der giftige Rauch wird von dort verzögert in die Umgebungsluft abgeben. Man nennt dieses Phänomen kalter Rauch. Lüften Sie deshalb regelmäßig, um die giftigen Rauchteilchen nach und nach loszuwerden. Wischen Sie in Ihrer Wohnung generell alle Gegenstände ab, auch alle Böden.

Meiden Sie bis auf Weiteres Orte, die Sie unmittelbar zum Rückfall provozieren. Vor allem am Anfang können Sie sich viel Stress ersparen, wenn Sie gewissen Orten und Situationen vorausschauend aus dem Weg gehen. Ich habe Ihnen nachfolgend die wichtigsten aufgeschrieben.

• Besuch von Rauchercafés und Raucherlokalen

Hier werden Sie doppelt gestresst, einerseits durch rauchende Vorbilder und andererseits atmen Sie Passivrauch ein. Suchen Sie vor allem in den ersten Monaten diese Lokale nicht auf.
Sehr vorteilhaft ist, dass in Österreich ab dem 1. November 2019 ein allgemeines Rauchverbot in Lokalen gilt. Man kann nur hoffen, dass auch in anderen Ländern der EU und weltweit entsprechende Regelungen durchgesetzt werden. Diese Bestimmungen helfen Ihnen sehr, nicht wieder Sklave des Nikotins zu werden.

• Partys ohne Raucherregelung

Gerade Hauspartys ohne Raucheinschränkung sind besonders ungünstig. Sie haben hier dasselbe Szenario wie bei Raucherlokalen, wobei meistens noch viel mehr Alkohol fließt. Wenn Sie dann in der Zukunft planen, eine Party zu veranstalten, empfehle ich Ihnen auf jeden Fall die strikte Regel, dass Raucher nur draußen rauchen dürfen.

• Raucherecke am Arbeitsplatz

Wie vorhin schon erwähnt ist die Raucherecke der denkbar schlechteste Ort, wenn man mit dem Rauchen aufhören möchte. Holen Sie sich lieber in der Pause etwas Gutes zu essen und setzen Sie sich in Bewegung. Oder gehen Sie in den Nichtraucherbereich Ihrer Firma. Dort können Sie sich genauso gut mit Nichtrauchern unterhalten.

• Aufenthalt in Tabaktrafiken

Ihr Suchtgedächtnis wird auch gerade dort aktiviert werden. Jeder Raucher hat zigfach die Erinnerung, Zigaretten in der Trafik gekauft zu haben. Außerdem wird durch die besondere Werbegestaltung der Trafiken der Suchtdruck besonders aufgebaut: Sie sehen einerseits sämtliche Zigarettenmarken wie auf dem Präsentierteller vor sich, andererseits hängen Werbeplakate vor Ihnen und überall stehen Feuerzeuge und Aschenbecher herum. Außerdem machen Promotoren teilweise indirekt vor Ort Werbung für Zigaretten. Kaufen Sie sich deshalb Ihre Zeitungen oder Aufladebons fürs Handy am besten im Supermarkt oder im Handyshop.

Die Analyse deiner Vergangenheit als Raucher

Schreiben Sie eine kleine Biografie über Ihr Leben als Raucher, die die wichtigsten Stationen in Ihrem bisherigen Raucherleben beschreibt.

Finden Sie heraus, was Ihre ursprüngliche Motivation war, um mit dem Rauchen anzufangen: Welche Hauptfunktion hat die Zigarette in Ihrem

Leben bis jetzt erfüllt? Außerdem müssen Sie notieren, was sie konkret verleitet hat wieder rückfällig zu werden.

Auf jeden Fall haben Sie mit dem Rauchen immer schon eine gewisse Faszination verbunden. Finden Sie heraus, was Rauchen Ihnen in Ihrem Leben geben soll und machen Sie sich klar, dass das Rauchen nur ein fauler Zauber ist.

Möglicherweise waren Sie immer schon einem starken Gruppendruck ausgesetzt und als Kind schon von lauter Rauchern umgeben. Sind Sie vielleicht generell jemand, der sich immer zu allem überreden lässt, obwohl er eigentlich andere Wünsche und Vorstellungen für sein Leben hat? Höchste Zeit ein starkes Selbstbewusstsein als Nichtraucher zu gewinnen und endlich Nein zu sagen!

Vielleicht haben Sie von Anfang an sehr viel geraucht oder langsam Schritt für Schritt die Dosis Nikotin erhöht? Vielleicht neigen Sie dazu, Dinge exzessiv zu betreiben? Dann wird es generell Zeit einen Gang herunterschalten. Vor allem Atem- und Entspannungsübungen sind hier eine große Hilfe, später dazu mehr.

Falls Sie schon einmal versucht haben aufzuhören, aber rückfällig geworden sind, analysieren Sie die Gründe dafür. Sie müssen die Trigger, also die

Auslöser, kennen, warum Sie zur Zigarette gegriffen haben! War es eine extreme Stresssituation, die Sie unvorbereitet getroffen hat? Oder war es eine typische Situation, die immer wieder vorgekommen ist? Hatten Sie im Büro gerade einen höllischen Stress, sodass Sie vor lauter Verzweiflung zur Zigarette greifen »mussten«? Oder war die Zigarette zum Lieblingswhisky mit Cola einfach zu verlockend?

Überlegen Sie sich genau, warum es zu Ihrem Entschluss für den Rauchstopp gekommen ist. War es der unbedingte Drang mit dem Rauchen aufzuhören, oder haben Sie den Entschluss spontan gefasst, mehr aus einer Laune heraus beim Jahreswechsel? Oder war es nur eine Wette, um zu sehen, wer länger durchhält? Sie müssen eine starke persönliche Motivation entwickeln, um mit dem Rauchen aufzuhören, d. h. nur wegen dem Wohl eines anderen Menschen aufzuhören, ist langfristig zu wenig.

Natürlich ist es absolut legitim z. B. wegen einer Schwangerschaft die Finger von der Zigarette zu lassen, doch es geht vor allem darum, dass Sie sich aus tiefster innerer Überzeugung heraus vom Tabakrauch befreien wollen!

Stressabbau vor allem in den nächsten Tagen

Legen Sie vor allem jetzt die nächsten Tage möglichst so an, dass Sie besondere Termine mit hohem Stresspegel nicht auf diesen Tag fixieren. Versuchen Sie generell in den ersten Tagen des Entzugs alle beruflichen und privaten Stresssituationen auf ein Minimum zu reduzieren.

Stress stellt generell die größte Nikotinfalle dar, die Sie für einen erfolgreichen Rauchstopp überwinden müssen. Streichen Sie den ersten Nichtrauchertag groß und fett im Kalender an und fixieren Sie diesen Termin zusätzlich als Erinnerung im Handy. Damit setzen Sie ein klares Ziel und kommen erst gar nicht in Verlegenheit, den Rauchstopp ewig nach hinten hinauszuzögern.

Stellen Sie einen Zeitplan für den ersten rauchfreien Tag auf. Schreiben Sie alle Aktivitäten des Tages auf und halten Sie sich möglichst genau daran. Planen Sie Tätigkeiten ein, die Sie besonders gern machen. Auf jeden Fall ist viel Bewegung an der frischen Luft hilfreich am ersten Tag. Planen Sie Mahlzeiten ein, die Sie besonders gerne essen, und genießen Sie den Tag so gut es geht.

Freuen Sie sich auf den ersten Tag ohne Zigaretten, und seien Sie stolz auf sich, den ersten Schritt zum Nichtraucher gemacht zu haben.

Analysieren Sie Ihren Rückfall systematisch ohne Selbstvorwürfe

Nehmen Sie trotz allem eine optimistische Haltung in Richtung Zukunft ein und lassen Sie sich nicht wieder in den Nikotinsumpf hinunterziehen. Selbstvorwürfe sind vollkommen sinnlos, da Sie Ihre Energie jetzt für den Weg nach vorne fokussieren müssen. Jetzt ist es besonders wichtig, sofort wieder auf die richtige Spur zu kommen und sich Schritt für Schritt wieder eine Erfolgsperspektive als Nichtraucher aufzubauen. Dabei hilft Ihnen eine optimale Analyse, wie es zum Rückfall gekommen ist, sehr.

Die wichtigsten Fragen dazu sind:

Gab es in den Tagen davor schon Anzeichen für einen drohenden Rückfall? Vermehrte Suchtgedanken, Unruhe, …

Wie ist der Tag insgesamt abgelaufen? Hatten Sie an dem Tag besonderen Stress? Gab es ein besonderes Ereignis, das Sie getriggert hat? Waren Sie übermütig, oder haben Sie eher aus Frust wieder eine neue Zigarette angezündet oder einfach nur aus purer Langeweile?

Wurden Sie von außen bedrängt, oder kam der Drang zur Zigarette zu greifen, direkt aus Ihnen selbst heraus? Oder wurden Sie aus Ihrem Freundeskreis heraus dazu gedrängt? Unter dem Motto: „Eine rauchen macht eh nichts!“. Möglicherweise Waren Sie immer schon einem starken Gruppendruck ausgesetzt und als Kind schon von lauter Rauchern umgeben. Sind Sie vielleicht generell jemand, der sich immer zu allem überreden lässt, obwohl er eigentlich andere Wünsche und Vorstellungen für sein Leben hat? Höchste Zeit ein starkes Selbstbewusstsein als Nichtraucher zu gewinnen und endlich Nein zu sagen!

Prinzipiell baut jeder Rückfall auf zwei Grundübeln auf:

1. Die manipulative Wirkung des Nikotins, das zu einem permanenten Suchtgedächtnis führt.

2. Die Vorstellung, dass Sie durch das Rauchen Vorteile hätten.

Diese zwei Grundübel müssen völlig aus Ihrem Kopf verschwinden. Nur durch eine völlig neue Einstellung zu den Zigaretten werden Sie dauerhaft rauchfrei bleiben.

1. Die manipulative Wirkung des Nikotins

Das Nervengift Nikotin, das Sie über den Zigarettenrauch in Ihre Lunge aufnehmen, schießt Ihnen nach jedem Lungenzug in weniger als 10 Sekunden regelrecht ins Gehirn. Dort dockt es an bestimmten Nervenzellen an, den sogenannten Nikotinrezeptoren. Der Nikotinkick im Gehirn stimuliert diese Nervenzellen und der Körper reagiert mit der Ausschüttung von Botenstoffen wie Dopamin, Adrenalin und Endorphinen und bringt Ihnen ein kurzfristiges »Hochgefühl«.

Je öfter Sie Zigaretten konsumieren, umso mehr neue Nikotinrezeptoren bilden sich in Ihrem Gehirn aus, die immer mehr Nikotin einfordern. Sie entwickeln Schritt für Schritt eine körperliche und psychische Nikotinsucht. Vor allem auf der psychischen Ebene hat Nikotin einen starken Einfluss auf das Verhalten des Rauchers. Hinzu kommt, dass in keinem anderen Nikotinprodukt die Wirkung von Nikotin so stark ist wie in der Zigarette. Das liegt einerseits an der schnellen Aufnahmegeschwindigkeit des Nikotins beim Rauchen als auch an den künstlichen Zusatzstoffen, die dem Tabak der Zigarette beigemengt werden.

Nikotinsüchtige zeigen insgesamt folgende Verhaltensmuster:

> - starker psychischer Zwang, den Suchtstoff zu konsumieren, das sogenannte Craving
> - Kontrollverlust über das Ausmaß des Konsums
> - Auftreten einer körperlichen Toleranz
> - systematische Vernachlässigung alltäglicher Interessen aufgrund der Sucht
> - das Fortsetzen des Konsums trotz negativer körperlicher, psychischer und sozialer Auswirkungen

Sicher ist es jetzt sehr unangenehm, wenn Sie Ihre bisherigen Verhaltensweisen in dieser Liste wiedererkennen. Andererseits können Sie sich aber erst recht dafür motivieren endlich mit diesem Irrsinn Schluss zu machen.

Das Suchtgedächtnis und die Gefahr, wieder rückfällig zu werden

Das Suchtgedächtnis ist der Dreh- und Angelpunkt der Nikotinsucht. In ihm werden alle Erinnerungen mit »positivem« Bezug zum Rauchen gespeichert. Die Nervenbahnen des Suchtgedächtnisses werden dabei in jenen Arealen des Gehirns gebildet, die auf einem starken Reiz-Reaktions-Muster aufbauen. Die treibende Kraft des Suchtgedächtnisses ist dabei das Nikotin:

- Es dockt sich einerseits an das Belohnungszentrum (auch Lustzentrum genannt) Ihres Gehirns an.
- Es aktiviert andererseits den Bereich des Gehirns, der mit dem Lernen und dem Langzeitgedächtnis verbunden ist.

Dadurch, dass Sie das Rauchen einer Zigarette unzählige Male wiederholen, greifen Sie mit der Zeit automatisch zur Zigarette und Ihre Rauchroutinen laufen wie im Autopilot-Modus immer wieder ab. Das Rauchen hat sich nun tief in Ihr Unterbewusstsein eingegraben.

Um diese Verhaltensweisen wieder abzubauen, müssen Sie alle Handlungen, die mit der Zigarette verbunden waren, neu ohne das Rauchen erlernen. Dies braucht Zeit und Geduld, wobei Sie in einem Zeitraum von 5 bis 6 Wochen Ihre Nichtraucherroutinen größtenteils im Kopf etablieren können.

Der derzeitige Forschungsstand deutet darauf hin, dass Sie Ihr Suchtgedächtnis zwar zum größten Teil abbauen können, allerdings ist es nicht möglich, es gänzlich zu löschen. Einzelne Nervenbahnen mit Erinnerungen ans Rauchen werden bei Ihnen bestehen bleiben.

Deshalb kann es passieren, dass Sie auch nach Monaten oder sogar Jahren des Nichtrauchens ganz plötzlich durch einen optischen Reiz Lust auf eine Zigarette bekommen. Z. B. wenn Sie jemand sehen, der Ihre damalige Zigarettenmarke raucht, oder wenn Sie an einen Ort zurückkehren, an dem Sie früher viel geraucht haben. Bleiben Sie in diesen Situationen ruhig und gehen Sie konsequent Ihren Nichtraucherweg weiter. Im weiteren Verlauf des Buches werde ich Ihnen effektive Gegenmittel zeigen, wie Sie solche Suchtattacken unbeschadet überstehen.

2. Die Vorstellung, dass Sie durch das Rauchen Vorteile hätten

Vor allem durch die Tabakwerbung sowie durch die Mundpropaganda und »Vorbildfunktion« anderer Raucher haben Sie mit der Zeit einen positiven Eindruck vom Rauchen bekommen.

Die Traumwelt der Tabakwerbung

Welche Bilder verbinden Sie spontan mit Zigarettenwerbungen? Vielleicht abgemagerte, krebskranke Kettenraucher, die sich genüsslich eine Zigarette anzünden? Menschen mit Raucherbein? Oder generell Raucher, die mit verfaulten Zähnen und Mundhöhlenkrebs in die Kamera lächeln?

Natürlich nicht! Die Raucher in der Tabakwerbung sind junge, schlanke und gesund aussehende Menschen. Sie haben ein strahlend weißes Lächeln und sind »gut drauf«. Sie sind schlanke, erfolgreiche und emanzipierte Frauen mit makellosem Teint.

Besonders Jugendliche und junge Erwachsene sind für die Tabakindustrie wichtige Kunden. Diese kümmern sich noch nicht so sehr um gesundheitliche Folgen und lassen sich leicht für das sogenannte Abenteuer Rauchen begeistern. Sie sind entscheidend für eine Zigarettenmarke, um mit neuen Kunden zu expandieren. Die Tabakwerbung zieht dabei alle Register, um Zigaretten mit Jugendlichkeit, sexueller Attraktivität und Abenteuer zu verbinden. Das ist besonders verwerflich, denn je früher Jugendliche mit dem Rauchen beginnen, umso schädlicher ist es langfristig für sie.

Ich kam damals noch als junger Erwachsener in Kontakt mit Zigarettenwerbungen im Kino. Beispielsweise kann ich mich gut an einen Spot mit einem Stuntpiloten erinnern, der sich nach einigen waghalsigen Manövern genüsslich eine Zigarette anzündete. Auf den ersten Blick war dieser Werbespot gut gemacht und hat mich bis zu einem gewissen Grad sicher bestärkt, weiter zu rauchen. Im Nachhinein gesehen kann ich darüber nur den Kopf schütteln.

Die rauchenden Vorbilder im Alltag

Rauchende Vorbilder im Alltag sind ein besonders wichtiger Faktor für Nichtraucher, um auch selbst zur Zigarette zu greifen. Den stärksten Einfluss haben dabei sicher Eltern auf Ihre Kinder.
Eine Studie europäischer Forscher, die 2010 in der Fachzeitschrift „Oxford Bulletin of Economics and Statistics" veröffentlicht wurde, zeigt, dass Kinder von Rauchern später viel öfter zu Zigaretten greifen als jene von Nichtrauchern. Vor allem gilt das geschlechterspezifisch zwischen Vater und Sohn bzw. Mutter und Tochter.

Durch die automatische Vorbildfunktion der Eltern wird im Kinderkopf das Rauchen als normal und gut verankert. Deshalb können Sie mit dem Rauchstopp nicht nur sich selbst, sondern auch Ihren Kindern sehr viel Unheil ersparen.

Der Freundeskreis ist der zweite große Faktor für einen Rauchbeginn. Besonders Partys mit Freunden und der Besuch von Raucherlokalen können der Auslöser sein. Speziell wenn Unmengen von Alkohol fließen, steigt die Gefahr, zur Zigarette zu greifen, denn Nikotin und Alkohol schaukeln sich gegenseitig in Ihrer Wirkung im Gehirn hoch.

Vor allem am Anfang Ihres Nichtraucherlebens wird es wichtig sein, die vorher genannten Situationen möglichst ganz zu meiden, um das Verlangen nach Nikotin nicht zusätzlich anzuheizen. Das wichtigste Motto lautet zunächst wieder:

AUS DEN AUGEN, AUS DEM SINN!

Das Nikotin als vermeintlicher Helfer in verschiedenen Lebenslagen

All die vorhin beschriebenen Einflüsse haben zur Bildung von verschiedensten Rauchermythen beigetragen. All diese angeblichen Vorteile der Zigarette stellen sich bei näherer Betrachtung als falsch heraus. Um sich langfristig von den Zigaretten zu befreien, ist es unbedingt notwendig, diesen Blödsinn aus Ihrem Kopf zu kriegen.

Ich habe Ihnen hier die gängigsten falschen Vorstellungen über das Rauchen aufgeschrieben und entkräftet.

☞ Rauchen entspannt

Von Rauchern hört man immer wieder, dass Sie sich durch Zigaretten entspannen würden. Aus subjektiver Sicht des Rauchers scheint diese Aussage stimmig zu sein. Immer wenn der

Raucher aufgeregt oder angespannt ist, konsumiert er eine Zigarette und fühlt sich hinterher entspannter.

Von außen betrachtet schaut das Ganze aber anders aus. In Wirklichkeit haben Sie als Raucher wegen des Nikotinzwangs prinzipiell einen ständig erhöhten Stresspegel. Dieser Entzugsstress wird durch das Rauchen einer Zigarette nur kurzfristig immer wieder ruhiggestellt. D. h. Sie starten immer vor der Zigarette auf einem höheren Stresslevel als ein Nichtraucher! Mit dem Rauchen einer Zigarette kommen Sie insgesamt maximal auf das Level, das Sie als Nichtraucher automatisch hätten!
Ganz abgesehen davon wird sich eine stressige Situation sowieso niemals deshalb auflösen, weil Sie sich giftigen Tabakrauch in die Lungen ziehen!

☟   Rauchen macht schlank

Dieser ist sicher der weitverbreitetste Mythos, den auch immer wieder die Tabakwerbung verwendet hat. Dass Rauchen in Wirklichkeit sogar langfristig eher zu Übergewicht führt, zeigt eine Wiener Studie aus dem Jahr 2014, die im British Medical Journal veröffentlicht wurde. In dieser Studie wurden die Gesundheitsdaten von 986 österreichischen Bankangestellten ausgewertet. Dabei stellte sich heraus, dass regelmäßige Raucher im Schnitt 10 Kilogramm mehr auf die

Waage bringen und sich durchschnittlich weniger bewegen als Nichtraucher.

Eine zweite, finnische Studie, die vom Department of Public Health in Helsinki 2009 durchgeführt wurde, zeigte zudem, dass Frauen, die schon als Teenager geraucht hatten, ab Mitte 20 im Hüftbereich zunahmen. Frauen, die bereits im Teenageralter mehr als zehn Zigaretten pro Tag geraucht hatten, waren dann als junge Frauen doppelt so stark von Übergewicht bedroht wie Nichtraucherinnen. Bei den männlichen Studienteilnehmern bauten sowohl Raucher als auch Nichtraucher gleichermaßen Übergewicht auf.

👎 Rauchen fördert die Konzentration bei der Arbeit

Dieser Mythos hält sich nach wie vor hartnäckig. Aus der Perspektive des Rauchers scheint diese Behauptung auf den ersten Blick wiederum zu stimmen. Immer wenn der Raucher unruhig und nervös wird, und die Gedanken abgleiten, zündet er sich eine Zigarette an und plötzlich wird er fokussiert auf seine Arbeit.

Aber wie beim Zusammenhang zwischen dem Rauchen und der Entspannung sieht es auch mit der Konzentration auf den zweiten Blick ganz anders aus. Mit dem ständigen Suchtdruck des

Nikotins werden Ihre Gedanken immer wieder auf den Nikotinnachschub gelenkt. Außerdem wird durch das Kohlenmonoxid das Gehirn mit weniger Sauerstoff versorgt und die Durchblutung ist nikotinbedingt schlechter. Insgesamt leidet also durch das Rauchen die Konzentration.

☞ Wenig rauchen schadet nicht

Es gibt beim Rauchen keine unbedenkliche Menge an Zigaretten! Jede einzelne Zigarette enthält über 250 giftige Substanzen, wobei im Tabakrauch über 70 nachweislich krebserregende Stoffe zu finden sind!

2018 wurde eine Studie zu den Auswirkungen des Rauchens in Bezug auf Herzinfarkte und Schlaganfälle durchgeführt, die im British Medical Journal publiziert wurde. Sie zeigt, dass Raucher schon ab einer Zigarette pro Tag ein ca. 50 % höheres Risiko für Herzerkrankungen sowie ein rund 30 % höheres Risiko für Schlaganfälle im Vergleich zu einem Nichtraucher haben.

Auch wenn Sie bisher täglich geraucht haben, wird Ihr Gesundheitsrisiko nach dem Rauchstopp geringer werden als das eines Gelegenheitsrauchers, der wenig raucht.

Generell ist das Bild des sogenannten Gelegenheitsrauchers ein sehr gefährliches.

Manche Raucher halten sich dabei für Nichtraucher, die nur das eine oder andere Mal »zum Spaß« zur Zigarette greifen. Auch bei mir war das eine Zeit lang so, bis ich dann zunehmend zum konstanten Raucher geworden bin.

☞ Light-Zigaretten schaden generell weniger

Dieser Mythos ist nach wie vor sehr verbreitet. Wie aber eine Studie der Ohio State University aus dem Jahr 2017 zeigt, haben Light-Zigaretten, also Zigaretten mit weniger Teer und Nikotin, keinen gesundheitlichen Vorteil. Sie bringen sogar ein höheres Lungenkrebsrisiko mit sich. Das hängt mit den zusätzlichen Löchern im Zigarettenfilter zusammen, die den Rauch weniger herb machen, wodurch der Raucher automatisch tiefer inhaliert.

☞ Ein Rauchstopp in der Schwangerschaft schadet dem ungeborenen Kind

Diese Behauptung ist völlig absurd, denn Tabakrauch schadet dem werdenden Kind in vielerlei Hinsicht und kann nicht früh genug abgesetzt werden. Dabei hat das Nikotin allein für sich genommen schon eine sehr toxische Wirkung auf das zukünftige Kind. Seit 1957 gibt es mittlerweile tausende Studien über das Rauchen in der Schwangerschaft. Ein Rauchstopp hat verschiedenste positive Auswirkungen auf die Gesundheit und Entwicklung des Kindes. U. a.

sinkt die Wahrscheinlichkeit für Früh- und Totgeburten sowie plötzlichen Kindstod erheblich. Außerdem verringert sich bei einem Rauchstopp die Gefahr, dass das Kind geistig und körperlich unterentwickelt ist und dass die Lungenfunktion beeinträchtigt wird. Die Durchblutung und damit die Sauerstoff- und Nährstoffversorgung des Embryos wird zudem durch das Nichtrauchen der Mutter signifikant verbessert.

☞ Mit Vitaminpräparaten kann ich mich als Raucher vor Krankheiten schützen

Zunächst scheint die Idee, sich als Raucher mit zusätzlichen Vitaminpräparaten zu versorgen, nicht abwegig, da die Giftstoffe der Zigarette die Reserve an Mikronährstoffen im Körper verringern. Studien zeigen aber eine sehr kontraproduktive Wirkung in Bezug auf Vitamine.

Eine französische Studie aus dem Jahr 2005 stellte dabei fest, dass die zusätzliche Einnahme von Beta-Carotin-haltigen Präparaten, die im Körper zu Vitamin A umgewandelt werden, bei Rauchern Lungenkrebs fördert. Durch die Einnahme mittlerer Mengen an Beta-Carotin-Präparaten erhöhte sich dabei das Krebsrisiko um 43 %, während sich bei hohen Mengen das Krebsrisiko sogar verdoppelte.

Auch in Bezug auf Vitamin E zeigte eine amerikanische Studie aus dem Jahre 2008, dass zusätzlich aufgenommene Vitamin-E Präparate Lungenkrebs fördern.

👎 Ich rauche eh schon so lange, da bringt es nichts mehr, aufzuhören!

Das ist völlig falsch, denn der Körper startet nach der letzten Zigarette sofort den Reinigungsprozess.

Schon nach 20 Minuten hat ein Rauchstopp zur Folge, dass sich der Blutdruck normalisiert. Generell werden Ihre Organe besser durchblutet und mit Nährstoffen versorgt. Insgesamt wird Ihre Infektanfälligkeit umgehend verringert und das Immunsystem wird stärker.

Nach ca. 8 Stunden sinkt der Kohlenmonoxidspiegel signifikant und die Sauerstoffversorgung steigt stark an. Schon 24 Stunden nach dem Rauchstopp beginnt das Herzinfarktrisiko schrittweise zu sinken, innerhalb eines Jahres haben Sie nur noch zur Hälfte das Risiko einer koronaren Herzkrankheit.

Außerdem nehmen Husten und Auswurf innerhalb der nächsten Monate Schritt für Schritt ab, nachdem diese durch die Selbstreinigung der Lungen möglicherweise kurzfristig verstärkt waren. Ihre Arterien gewinnen in den nächsten

Monaten zunehmend an Elastizität. Insgesamt können Sie innerhalb eines Jahres Ihre Gesundheit signifikant verbessern.

Halten Sie sich immer Folgendes vor Augen:

Als Nichtraucher verzichten Sie nicht auf ein schönes Leben mit Zigaretten, sondern als Raucher verzichten Sie auf ein freies und glückliches Leben ohne Zigaretten!
Der angebliche Genuss beim Rauchen ist in Wirklichkeit nichts anderes als die Befriedigung der Nikotinsucht, die Siesystematisch dazu bringt, sich selbst zu vergiften. Die Zigarette ist nichts anderes als ein radioaktiver, chemischer Giftstab! Das Nikotin kann Ihnen dabei vorgaukeln, was es will, das Rauchen wird Ihnen langfristig nur schaden, als Nichtraucher hingegen haben Sie zahlreiche Vorteile, wie Sie gleich sehen werden!

Verteidigen Sie Ihre Rauchfreiheit mit verschiedenen Hilfsmitteln

Bei einem Rückfall werden Sie von der vorhin erwähnten Suchtattacke (Craving), geplagt. Diese Attacke dauert glücklicherweise im Schnitt nur ca. 2 Minuten. Das wichtigste bei einer Suchtattacke ist nicht in einen Panikmodus zu verfallen. Versuchen Sie nicht verbissen die Suchtgedanken zu unterdrücken, dadurch steigern Sie nur den Stress!

Es geht darum, die Gedanken völlig weg vom Rauchen zu lenken und sich auf eine andere Handlung zu konzentrieren und damit insgesamt zu entspannen.
Mit den richtigen Gegenmitteln, die ich Ihnen gleich zeigen werde, können Sie diese konsequent abwehren. Prinzipiell sind Atemübungen und Bewegungsübungen am effektivsten. Es gibt aber auch noch andere Mittel, die Sie erfolgreich anwenden können:

Atemübungen

Ich kann Ihnen zwei einfache, aber sehr effektive Übungen empfehlen. Diese helfen Ihnen, wieder Ruhe und Ausgeglichenheit zu erreichen.

Übung 1:

Diese Übung bietet sich besonders unterwegs an. Stellen Siesich aufrecht hin und atmen Sie 20 Mal langsam tief ein und aus. Atmen Sie dabei durch die Nase. Konzentrieren Sie sich darauf, wie Ihre Lungen und Ihr Bauch tief mit Sauerstoff gefüllt werden. Stellen Sie sich vor, Sie atmen die Gedanken ans Rauchen systematisch aus Ihrem

Körper hinaus. Wenn Sie zuhause sind, machen Sie diese Übung am besten vor dem geöffneten Fenster.

Übung 2:

Legen Sie sich, wenn Sie zu Hause sind, auf eine Matte am Boden und atmen Sie 20 Mal tief ein und aus. Lassen Sie Ihren Körper entspannt nach unten sinken. Stellen Sie sich vor, Ihr Körper wird wie mit einem Gummiband auseinandergezogen. Achten Sie wieder genau darauf, wie Ihre Lungen mit Sauerstoff gefüllt werden und stellen Sie sich vor, wie Sie die Gedanken ans Rauchen ausatmen.

Bewegung bei Suchtattacken

Bewegung spielt generell im Entzug eine herausragende Rolle. Speziell, wenn Sie in der Arbeit im Büro sitzen und von einer Suchtattacke heimgesucht werden, machen Sie nach Möglichkeit eine Pause und gehen Sie an die frische Luft. Machen Sie dort die Atemübung 1 und entspannen Sie sich. Wenn Siei n so einer Situation gerade zu Hause sind, gehen Sie möglichst hinaus, sofern es die Witterung zulässt. Wenn nicht, können Sie wieder auf die Atemübungen zurückgreifen.

Freunde – Hotline

Es hilft Ihnen sehr weiter, wenn Sies tändig im Kontakt mit Freunden aus Ihrem Umfeld sind. Wichtig ist natürlich, dass dieser Freund oder diese Freundin sehr verlässlich und möglichst immer erreichbar ist. Schildern Sie Ihrem Gesprächspartner Ihre momentane Situation, damit er möglichst gut auf Sie eingehen kann. Allein schon durch die Unterhaltung vergeht die Zeit und die Suchtattacke ist bald wieder vorüber.

Tätigkeiten, bei denen Sie nicht rauchen können.

- ein paar Minuten unter die Dusche stellen
- eine Runde mit dem Rad drehen (möglicherweise eingeschränkt möglich)
- locker Joggen gehen, sofern Sie die ärztliche Erlaubnis dazu haben
- schwimmen gehen (derzeit eventuell nicht möglich)
- Ein Glas Wasser oder Fruchtsaft trinken

Trinken ist besonders wichtig im Entzug. Es ist gut für den Kreislauf, verdünnt das Blut und unterstützt den Körper, die giftigen Stoffe loszuwerden.
Zudem kann Ihnen trinken auch bei einer psychischen Suchtattacke über die Runden helfen. Immer wenn Sie von der Sucht belagert werden,

schenken Sie sich möglichst ein Glas Wasser oder einen Fruchtsaft ein und trinken es langsam hinunter. Atmen Sie dabei möglichst ruhig und entspannt, bis der Spuk wieder vorbei ist.

Zahnpflegekaugummis mit Xylit (Birkenzucker)

Diese Kaugummis können Sie über den ganzen Tag verteilt kauen und auch dann verwenden, wenn Sie nicht gerade einer Suchtattacke ausgesetzt sind. Zahnpflegekaugummis haben dabei einen doppelt positiven Effekt: Einerseits können Sie Ihre Gedanken ans Rauchen durch das Kauen ablenken, andererseits reinigen Sie Ihre Zähne, die stark durch das Rauchen in Mitleidenschaft gezogen wurden. Sie bekommen diese Kaugummis vor allem in Reformgeschäften oder im Onlineversand.

Zahnstocher kauen

Wenn Sie nicht gerade einen Zahnpflegekaugummi zur Hand haben, können Sie auch auf einen Zahnstocher zurückgreifen. Kauen Sie während einer Suchtattacke gleichmäßig darauf herum. Das wird Sie gut über die Zeit der Attacke hinüberbringen. Der Zahnstocher eignet sich aber nicht für die Dauerverwendung. Kauen Sie insgesamt keinesfalls länger als 30 Minuten am Tag auf einem Zahnstocher herum, da dies zu Verspannungen und Schmerzen im Kiefer führen kann.

Versuchen Sie generell im Alltag ruhig und tief zu atmen und Ihre Nerven zu schonen, umso höher werden Ihre Chancen sein, um endgültig von den Zigaretten loszukommen.

Jedes Mal, wenn Sie NEIN zur Zigarette sagen, vertiefen Sie Ihre Nichtraucherroutinen und gewinnen somit weiteres Selbstvertrauen. Sollte Sie eine Suchtattacke heimsuchen, haben Sie jetzt die nötigen Gegenmittel zur Hand.

Starten Sie ein neues Nichtraucherleben mit neuen Alltagsroutinen

Bringen Sie ab sofort Ihren Körper vermehrt in Bewegung, statt mit einer Zigarette herumzusitzen. Bewegung ist einerseits optimal, um Stress abzubauen, da der Körper Glückshormone ausstößt, andererseits kommt Ihr Kreislauf in Schwung und Sie können vermehrt Sauerstoff tanken. Gerade die Sauerstoffaufnahme hat durch das Rauchen die ganze Zeit gelitten. Ausgedehnte Spaziergänge sind auf jeden Fall sehr hilfreich.

Ersetzen Sie vor allem morgens die erste Zigarette nach dem Aufwachen Sierch einen Spaziergang an der frischen Luft. Bei der Gelegenheit können Sie sich gleich etwas Frisches vom Bäcker holen. Füllen Sie Ihre strapazierten Lungen gleich zu Beginn des Tages mit jeder Menge Sauerstoff, Ihr Herz und Ihr Kreislauf werden es Ihnen danken! Setzen Sie sich auch in den Arbeitspausen in Bewegung, schon ein kurzes Auf-und-ab-Gehen der Treppen bringt den Kreislauf in Schwung. Gehen Sie auch am Abend nach der Arbeit möglichst noch spazieren und lassen Sie dabei in Ruhe den Tag Revue passieren.

Optimal wäre es natürlich, wenn Sie ein Hobby finden, bei dem Sie sich viel bewegen können. Vielleicht sind Sie früher einem Hobby nachgegangen, das Sie dann aber aufgrund des Rauchens aufgegeben haben, beispielsweise Schwimmen oder Tischtennis. Sie können auch ein bis zwei Mal die Woche joggen gehen, wobei ich Ihnen aber unbedingt rate, sich vorher gründlich ärztlich untersuchen zu lassen bzw. sich begleitend Beratung einzuholen.

Nährstoffreiche Kost statt Tabakrauch

Lassen Sie sich gesundes und gutes Essen schmecken, anstatt Zigaretten. Versorgen Sie sich mit vielen Vitaminen und Nährstoffen, dadurch können Sie Ihren Körper optimal bei der Regeneration unterstützen.

Falls Sie ein leidenschaftlicher Kaffeetrinker sind und dazu immer eine Zigarette geraucht haben, trinken Sie zuerst den Kaffee und ersetzen Sie die Zigarette durch einen Zahnpflegekaugummi mit Xylit.

Wenn Sie sowieso nicht so begeistert von Kaffee sind, können Sie ihn gleich durch eine Tasse mit Ihrem Lieblingstee ersetzen. Nach dem Essen bietet sich ebenfalls ein Tee an.

Ich habe Ihnen hier eine Liste mit Lebensmitteln zusammengestellt, die systematisch Ihr körperliches und damit auch Ihr psychisches Wohlbefinden fördern. Beachten Sie dabei bitte mögliche Lebensmittelallergien, die Ihnen bekannt sind:

• rote Zwiebeln

Enthalten Sulfide und den Pflanzenfarbstoff Quercetin. Quercetin ist nachweislich krebshemmend und wirkt stark gegen Entzündungen. Von allen Gemüsesorten haben Zwiebeln die höchste Konzentration des Flavonoids Quercetin, wobei es besonders in der äußeren Schale zu finden ist.

• (Indisches) Curry

Currygewürzmischungen sind sehr gute Entzündungshemmer und helfen dem durch das Rauchen strapazierten Körper optimal sich zu regenerieren. Sie sind sehr gut für die Durchblutung des gesamten Körpers, die durch das Rauchen sehr gelitten hat.

• Kohlgemüse

Roter Kohl hat durch seine Senföle und Pflanzenfarbstoffe einen sehr positiven Einfluss auf die Gesundheit. Diese Inhaltsstoffe öffnen die Blutgefäße, wirken entzündungshemmend und kurbeln das Immunsystem an.

• Kokosnuss und Kokoswasser

Das Fleisch der Kokosnuss enthält viele Mineralien und Antioxidantien. Essen Sie allerdings nicht zu viel vom Fleisch der Kokosnuss, da diese sehr kalorienhaltig ist. Die enthaltene Laurinsäure ist wiederum antimikrobiell, wirkt entzündungshemmend und reinigt den Körper. Das Kokoswasser hat außerdem viel Kalium für einen stabilen Blutdruck und ist eine kalorienarme Alternative zum Fruchtfleisch.

• Karotten

Dieses Gemüse enthält bekanntermaßen viel Vitamin A für die Haut und für die Schleimhäute und auch viele Ballaststoffe. Diese helfen Ihnen Cholesterin auszuscheiden und die Blutfette zu senken.

• Naturtrüber Apfelsaft

Besonders naturtrüber Apfelsaft enthält viele Mineralien, Vitamine und andere gesundheitsfördernde Stoffe wie Polyphenole. Diese Pflanzenstoffe beugen Herzerkrankungen und Darmkrebs vor. Außerdem enthält Apfelsaft sogenannte Pektine, die die Lungenfunkton unterstützen.

• Sanddornsaft

Sanddorn enthält wie die rote Zwiebel viel vom hochwirksamen Pflanzenstoff Quercetin, Vitamin C und A für ein starkes Immunsystem. Da Sanddorn sehr herb schmeckt, empfehle ich Ihnen, diesen zusammen mit einem süßen Obstsaft z. B. Apfelsaft zu trinken.
• Weizengras

Weizengras ist die Ausgangsform der Weizenpflanze, bevor Sie die Ähren ausbildet. Die grünen Weizenhalme enthalten zahlreiche Vitamine und Mineralstoffe. Weizengras enthält dabei besonders viel Folsäure für das Immunsystem und Vitamin A. Das enthaltene Chlorophyll fördert den Sauerstofftransport im Körper. Zudem wirkt sich Weizengras positiv bei Allergien aus. Weizengras ist am besten als Pulver erhältlich.

• Mineralwasser mit Hydrogencarbonat

Viel Mineralwasser trinken unterstützt den Kreislauf und verdünnt das Blut. Hydrogencarbonat, auch Natron genannt, wirkt entzündungshemmend und immunberuhigend.

• Kartoffeln

enthalten viel Vitamin C, sind sehr gut für die Bronchien, schützen den Darm und fördern die Verdauung. Kartoffeln liefern Ihnen gut verwertbare Kohlenhydrate, ohne dass Sie davon dick werden.

• Bananen

enthalten Antioxidantien wie Catechine. Sie haben sehr viel Kalium, regulieren damit den Blutdruck und schützen das Herz. Bananen sind außerdem hervorragende Kohlenhydratlieferanten und machen Sie dauerhaft satt.

• Grünkohl

Liefert viele Mineralien, vor allem Calcium, und
Vitamine, wie Vitamin C oder K. Er enthält sehr
viel Antioxidantien und Mineralstoffe. Grünkohl
verbessert die Fließeigenschaften des Blutes und
ist entzündungshemmend.

• Lachs

Essen Sie möglichst Wildlachs, der am wenigsten
mit Schwermetallen wie Quecksilber belastet ist.
Er enthält Omega 3 Fettsäuren, Vitamin D und E
sowie essenzielle Aminosäuren. Lachs ist sehr
entzündungshemmend und liefert sehr gutes
Eiweiß. Lachs ist vor allem für die Lunge gut.

• Polardorsch

Polardorsch hat wie auch der Lachs sehr gute
Omega 3 Säuren und Vitamin D und sehr viel
Eiweiß. Er ist vor allem auch nicht so mit
Schwermetallen belastet wie andere Fischsorten.

• Leinöl

Leinöl ist ein hervorragender Omega 3
Fettsäurelieferant, der sogar weitaus mehr Omega
3 Fettsäuren als Fisch liefert. Leinöl fördert einen
gesunden Cholesterinhaushalt und senkt den
Blutdruck. Zudem wirken die Polyphenole

antioxidativ und die Pflanzenverbindungen namens Lignane im Leinöl wirken krebshemmend.

• Eier (vor allem das Eigelb)

Eier beinhalten sehr viele essenzielle Nährstoffe z. b. Vitamin D oder Vitamin A. Sie beinhalten optimal verwertbare Eiweiße und fördern das gute Cholesterin.

Zusätzlich kann ich Ihnen bei Erkältungen oder Husten Efeuprodukte für die Bronchien empfehlen, gerade als ehemaliger Raucher haben Sie grundsätzlich angeschlagene Bronchien. Efeu wirkt sich sehr positiv auf Ihre strapazierten Schleimhäute aus und öffnet Ihre Lunge. Auch Heilsalztabletten wie Emser Salz© sind sehr beruhigend für die Schleimhäute. Sie enthalten diese Produkte in jeder Apotheke.

Bleiben Sie erst recht in schwierigen Lebenssituationen rauchfrei

Obwohl wir natürlich hoffen, dass wir allgemein Lebenskrisen möglichst gut überstehen, kann es für uns zu verschiedenen existentiellen Krisen kommen, die mit einem hohen Stressfaktor verbunden sind. Zu diesen Krisen gehören:

- Arbeitsplatzverlust
- Scheidung
- Tod / Unfall eines nahen Angehörigen
- Diagnose einer Krankheit
- Naturkatastrophen

Bei allen diesen Vorfällen tritt eine Schocksituation ein, die Sie sehr nahe an die Schwelle eines Rückfalls bringen kann. Es entsteht eine regelrechte Stressflut, die blitzartig Ihnen Suchtgedächtnis aktivieren kann. In diesem sind die Kategorien Stressbewältigung und rauchen zusammen abgespeichert und dadurch werden solche Situationen besonders herausfordernd. Die Zigarette wird wieder einmal als falscher Helfer auftreten, aber egal wie viel Tabakrauch Sie in Ihre Lungen ziehen, es wird Ihnen keinesfalls weiterhelfen!

Um bei einer Suchtattacke einen Rückfall zu verhindern, greifen Sie am besten auf Atemübungen und Bewegung an der frischen Luft zurück. Natürlich ist emotionaler Beistand sowohl von der Familie, Freunden und auch von Psychologen in diesen Situationen besonders wichtig. Rufen Sie so oft es geht bei Freunden auf Ihrer Hotline an. Sie müssen sich stets vor Augen halten, dass das Rauchen einer Zigarette Ihnen keineswegs helfen wird Ihre Probleme zu lösen!

Versuchen Sie, so schnell wie möglich wieder Tritt zu fassen, und stellen Sie einen Krisenplan auf. Lassen Sie sich nicht hängen und lenken Sie Ihre Gedanken auf positive Erinnerungen und Gedanken, um sich psychisch zu entlasten. Setzen Sieder aktuellen Krise trotz allem den erfolgreichen Weg als Nichtraucher entgegen und spulen Sie Ihre Nichtraucherroutinen systematisch herunter.

Sobald Sie diesen Ausnahmezustand überstanden haben, werden Sie mit doppelt gestärktem Selbstbewusstsein aus der Krise hervorgehen und alltägliche Situationen noch selbstverständlicher überwinden.

Halten Sie Ihre Erfolge schriftlich fest und arbeiten Sie sich Tag für Tag vor

Erstellen Sie ab dem ersten Nichtrauchertag ein kurzes Nichtraucherprotokoll, indem Sie die Erfahrungen des vergangenen Tages festhalten. Schreiben Sie darin in groben Zügen die wichtigsten Stationen des Tages auf. Beschreiben Sie, wann Sie sich gut gefühlt haben und wo es zu Problemen oder eventuell zu einer starken Suchtattacke gekommen ist. Halten Sieauch fest, welche Strategien bei Ihnen am besten funktioniert haben.

Überlegen Sie sich, was Sie in Zukunft verbessern können: Z. B. könnten Sie am nächsten Tag noch früher aufstehen, um am Morgen ein bisschen mehr Zeit für Ihr Frühstück zu gewinnen und damit dann gleich weniger Stress zu haben.

Am Abend können Sie den Tag noch einmal Revue passieren lassen, in dem Sie Ihre Nichtrauchererfahrungen aufschreiben. Dies ist einerseits eine Bestätigung für Ihren Tageserfolg und ist andererseits vergleichbar mit dem Logbuch eines Kapitäns, mit dem Sie sich immer wieder orientieren können.

Die Erfolge, die Sie jeden Tag festhalten, geben Ihnen Selbstvertrauen und machen Sie stolz. Dadurch fällt es Ihnen leichter sich jedes Mal aufs Neue zu motivieren, auch wenn Sie einmal psychisch unten sind.

Es ist auch sehr hilfreich immer wieder in den Aufzeichnungen zurückzublättern und zu sehen wie sich das Ganze über Tage und Wochen hin entwickelt hat. Das hilft Ihnen sehr, um dauerhaft auf dem Nichtraucherweg zu bleiben.

Wahrscheinlich können Sie sich derzeit unmöglich vorstellen, ein Jahr lang keine Zigarette zu rauchen. Auch ich hatte nach einem Rückfall mit enorm viel Frust und Resignation zu kämpfen. Jedoch gibt es eine einfache und sehr effektive Methode, sich aus diesem Nikotintrübsal langfristig herauszuholen.

Denken Sie immer in 24 -Stunden - Schritten und seien Sie jedes Mal stolz, wenn Sie rund um die Uhr rauchfrei geblieben sind. Leisten Sie sich mit einem Teil des Geldes, dass Sie sich gespart haben, ab und zu kleine Belohnungen und seien Sie stolz darauf, die richtige Entscheidung für Ihr Leben getroffen zu haben.

Mit dieser 24-Stunden-Methode werden Sie regelmäßig belohnt und bald automatisieren Sie

Ihre Nichtraucherroutinen mehr und mehr. Dann wird es zusehends normaler jeden Tag ohne Zigaretten aufzustehen, in die Arbeit zu gehen, usw....

Rauchalternativen und rauchfreie Nikotinprodukte als Irrweg

Sie kennen sicher Werbungen für die Rauchentwöhnung mittels rauchfreier Nikotinprodukte. Dort wird Ihnen der Nikotinersatz als Schutz vor einem Rückfall ins Rauchen verkauft.

Wahrscheinlich haben Sie zudem schon mit dem Gedanken gespielt, auf verschiedene Rauchalternativen umzusteigen: Seien es E-Zigaretten, Snus, oder Schnupftabak. Es klingt verlockend einfach auf ein anderes »Genussmittel« umzusteigen, dass angeblich eine gesunde Alternative ist.

Grundsätzlich besteht aber dabei folgendes Problem: Jedes Nikotinprodukt bringt Sie zurück in den Nikotinkreislauf und in Gefahr, dass Sie früher oder später wieder zum Rauchen zurückkehren werden! Schauen wir uns dazu die gängigsten Nikotinprodukte genauer an:

E- Zigaretten: Dampfen mit Nikotin

Die E- Zigarette wird immer wieder als gesündere Alternative zum Zigarettenrauchen angepriesen, da kein Tabak eingeatmet wird und statt Rauch Dampf aus der E-Zigarette herausströmt. Wie schädlich E-Zigaretten genau sind, lässt sich aufgrund fehlender Langzeitstudien noch nicht exakt feststellen, jedoch ist die E-Zigarette keineswegs harmlos. Im Oktober 2019 wurden Fälle von Lungenerkrankungen in Amerika publik, die im Zusammenhang mit dem Rauchen von E-Zigaretten genannt wurden. In den USA starben dabei dutzende Menschen und zahlreiche andere wurden vergiftet. Mittlerweile ist bekannt, dass auch in E-Zigaretten krebserregende Stoffe wie Benzol oder Formaldehyd enthalten sein können. San Francisco hat mittlerweile die Herstellung und den Verkauf von E-Zigaretten verboten.

Trotzdem erfreut sich die E-Zigarette weltweit wachsender Beliebtheit, vor allem die sogenannte Juul ist bei Jugendlichen beliebt. Diese erinnert aufgrund Ihrer Form stark an einen USB-Stick und enthält in den USA besonders viel Nikotin.

In der EU müssen die Hersteller den Nikotingehalt stark senken, um eine Zulassung zu bekommen.

durch verschiedene Zusatzstoffe erscheint diese E-Zigarette als besonders mild und ist daher für Einsteiger besonders verlockend.

Zusätzlich kann die E-Zigarette bei Jugendlichen möglicherweise als Einstiegsdroge für einen späteren Tabakkonsum dienen, wie auch die Deutsche Gesellschaft für Pneumologie (DGP) in einem Positionspapier 2015 warnte.

Shisharauchen - die angeblich gesündere Rauchalternative

Das Shisha- oder Wasserpfeifenrauchen wird von vielen für das gesündere Rauchen gehalten. Das Hauptargument für diese These ist, dass in der Wasserpfeife die Giftstoffe des Rauchs durch das Wasser herausgefiltert werden. Diese Behauptung ist aber völlig absurd. Das Wasser in der Shisha filtert keineswegs die Giftstoffe heraus, sondern kühlt nur den Rauch, wodurch der Konsument das ganze Gift noch tiefer in die Lungen ziehen kann.

Der Tabak in der Wasserpfeife verbrennt dabei nicht, sondern er verschwelt bei niedrigen Temperaturen, wobei ganz eigene Giftstoffe entstehen wie z. B. Acetaldehyd, Acrolein oder Benzol.

Erschwerend kommt hinzu, dass bei der Wasserpfeife filterlos geraucht wird, bei der

Zigarette geht wenigstens ein kleiner Teil der Giftstoffe in den Filter.

Auch beim Shisharauchen entsteht Teer und zwar durch das Verschwelen der Kohle. Dabei entsteht zusätzlich eine große Menge Kohlenmonoxid, das sich in der unmittelbaren Umgebung ausbreitet. In der Folge wird die Sauerstoffaufnahme erschwert, was vor allem langfristig sehr problematisch werden kann. Wie man verschiedenen Medienberichten entnehmen kann, kommt es immer wieder zu Vergiftungserscheinungen und Noteinsätzen in Shishabars.

Viele Shisharaucher verharmlosen die Wasserpfeife mit dem Hinweis, dass Sie ja eh nur einmal im Monat rauchen. Allerdings aktiviert das Shisharauchen sofort wieder das Suchtgedächtnis und bringt Sie erneut in den Nikotinkreislauf hinein. Überhaupt ist die Shisha oft gerade für junge Menschen der Einstieg ins Zigarettenrauchen.

Hanf (Cannabis) rauchen

Hanf erlebt derzeit international einen regelrechten Boom. Das Rauchen von Hanf, auch Cannabis genannt, wurde in den letzten Jahren in immer mehr Staaten weltweit legalisiert. Die Hauptwirkstoffe der Hanfpflanze sind das THC und das CBD. Während das Konsumieren von

THC immer noch in den meisten Staaten illegal oder stark reglementiert ist, wird das nicht psychoaktive CBD- Öl mittlerweile immer öfters in eigenen Shops angeboten.

Oft wird das Rauchen von Cannabis als harmlose Alternative zum Zigarettenrauchen bezeichnet, quasi als »Medizin«. Dagegen spricht aber einiges.

Auf der einen Seite wird dem Cannabis-Joint Tabak beigegeben, womit wir sofort wieder beim Nikotin gelandet sind. Hier wird genauso wie beim Shisharauchen die Nikotinsucht wieder reaktiviert.

Zudem zeigen Studien, dass regelmäßiges Cannabisrauchen einerseits die Gefahr einer Hodenkrebserkrankung signifikant erhöht, sowie Lungenkrebs wahrscheinlicher macht. Das Rauchen eines Joints wirkt dabei genauso verheerend wie 20 Zigaretten.

Nikotinersatzmittel

Seit einigen Jahren gibt es verschiedene Anbieter von Nikotinersatzmitteln, die Raucher darch niedrig dosierte Gaben von Nikotin Schritt für Schritt entwöhnen wollen.
Die Idee hinter dieser Methode ist, dass zwar dem Ex- Raucher weiterhin Nikotin verabreicht wird, aber in sehr niedrigen Dosen und im Vergleich zur Zigarette sehr stark zeitverzögert. Die Menge des

Nikotins wird dann sukzessive verringert und nach einigen Wochen wird es ganz abgesetzt. Das Nikotin wird dem Konsumenten dabei in Form von Kaugummis, Sprays, Pflaster oder Inhalationsgeräten zur Verfügung gestellt.
Auf den ersten Blick scheint diese Methode sinnvoll.

Diese Rauchentwöhnungsmittel sind frei von jenen Giftstoffen, die der Tabakrauch mit sich bringt. Natürlich fällt auch der Nikotinkick, der beim Rauchen sehr schnell zur Sucht führen kann, fast gänzlich weg.

Trotz allem bleibt aber die Tatsache, dass Sie genau den Stoff zuführen, der Sievom Rauchen abhängig gemacht hat. Unterbewusst setzt sich dabei Folgendes in Ihrem Kopf fest: Ich brauche Nikotin, um von den Zigaretten loszukommen! Sie begeben sich daher auf einen zwielichtigen Pfad, der für sehr viele Raucher wieder zurück in den Nikotinsumpf führt.

Lassen Sie die Finger von all diesen Produkten und genießen Sie stattdessen ganz einfach Ihr Leben ohne Nikotin!

Was Sie gewinnen, wenn Sie nicht mehr in die Nikotinfalle tappen

Ich möchte Ihnen in diesem Abschnitt jetzt zeigen, dass Ihr Leben als Nichtraucher in wirklich allen Belangen besser wird, und zwar egal wie lange Sie schon Raucher sind! Diese Vorteile genießen Sie jeden Tag und je länger Sie die Finger von den Zigaretten lassen, umso mehr wird Ihnen bewusst werden, wie unsinnig das Rauchen eigentlich gewesen ist.

Nachfolgend habe ich Ihnen die verschiedensten Vorteile aufgeschrieben, die Siesich am besten immer wieder vor Augen halten:

- ✓ Sie wachen gleich zu Beginn des Tages frischer und erholter auf, da Ihr Kreislauf und Ihre Sauerstoffversorgung besser sind.

- ✓ Ihr Energielevel wird den ganzen Tag über durch den vermehrten Sauerstoff und die gesteigerte Durchblutung höher sein.

- ✓ Sie riechen beim Aufwachen nicht mehr so, als ob Sie in einem Aschenbecher geschlafen hätten.

- ✓ Sie haben in der Früh nicht mehr so einen grauenhaften Geschmack im Mund, als ob Sie aus einem Aschenbecher gegessen hätten.
- ✓ Sie haben am Morgen keine roten und brennenden Augen mehr, aus denen Sie nur schwer hinaussehen.

- ✓ Die Lungen beginnen sich endlich zu reinigen, da Ihre Bronchien nicht mehr mit giftigem Tabakrauch verpestet werden.

- ✓ Sie werden bald kein Kopfweh mehr vom Rauchen haben, da die Kopfdurchblutung und die Sauerstoffversorgung ständig besser werden.

- ✓ Ihre Hände sind nicht immer wieder unangenehm kalt, weil die Durchblutung der Hände besser wird.

- ✓ Ihr Frühstück riecht und schmeckt Ihnen wieder richtig, als Raucher haben Sie Ihre Sinnesorgane zunehmend abgestumpft.

- ✓ Ihr Zahnfleisch und Ihre Zähne beginnen sich zu regenerieren, das Zahnfleischbluten und die Zerstörung der Zähne wird gestoppt.

- ✓ Ihr Zuhause ist keine Raucherhöhle mehr. Der giftige Rauch kann sich nicht mehr jeden Tag neu auf sämtlichen Oberflächen festsetzen.

- ✓ In Ihrer Wohnung hängt keine stinkende verrauchte Kleidung mehr, die giftigen kalten Rauch ausstößt.

- ✓ Ihr Auto ist keine fahrende Raucherkammer mehr. Es stinkt nicht ständig und Ihre Sitze sind nicht mehr voll mit giftigem Rauch.

- ✓ Sie kommen am Arbeitsplatz oder beim Kunden nicht mehr als wandelnder Aschenbecher daher.

- ✓ Lange Besprechungen oder Treffen mit Kunden sind viel entspannter, da der Suchtdruck weg ist.

- ✓ Unter Zeitdruck haben Sie bei wichtigen Arbeiten ohne Zigarettenpausen mehr Spielraum.

- ✓ Sie kommen nicht mehr nach jeder Arbeitspause in einer Aschewolke an Ihren Arbeitsplatz zurück.

- ✓ In der Pause können Sie sich entspannen und einfach etwas Gutes essen, anstatt in der Raucherecke Ihre Nikotinsucht zu befriedigen.

✓ Als Nichtraucher können Sie viel konzentrierter und ruhiger arbeiten, da das Verlangen nach Nikotin nicht dauernd Ihre Gedanken ablenkt.

✓ Sie kommen nach einem anstrengenden Arbeitstag nicht mehr in eine stinkende, verrauchte Wohnung zurück, wo Sie sich dann wieder einnebeln.

✓ Sie können in jedes rauchfreie Lokal gehen und dort das Essen wieder genießen.

✓ Der Aufenthalt in rauchfreien Räumen wird wieder entspannt, auch wenn der Film trotz Überlänge keine Pause hat.

✓ Ein Spaziergang im Wald wird wieder zum Wohlfühl- und Sinneserlebnis, da Sie wieder richtig riechen können.

✓ Sie müssen auch nie mehr auf einer Party oder Veranstaltung vor die Tür in die Kälte, um sich dieses Gift in Ihre Lungen zu saugen.

✓ Sie gewinnen durch die gesundheitlichen Effekte des Nichtrauchens eine Menge krankheitsfreier Lebenszeit. Im Schnitt sind Raucher öfters krank als Nichtraucher.

✓ Sie gewinnen mit jeder eingesparten Zigarette ca. 3-4 Minuten Zeit Ihres Alltags, die Sie für andere sinnvolle Dinge verwenden können.

✓ Wenn Sie10 Zigaretten pro Tag einsparen, gewinnen Sie als Mann durchschnittlich 9.4 Jahre Lebenserwartung und als Frau 7.3 Jahre.

✓ Sie reisen wieder entspannt. Lange Busreisen werden nicht mehr zum zwanghaften Warten auf die nächste Raststätte, um für Nikotinnachschub zu sorgen.

✓ Auch bei längeren Zugfahrten oder Flügen können Sie sich entspannt zurücklehnen, wobei natürlich in der Coronakrise derzeit fliegen wegfällt.

✓ Sie können im Urlaub unbeschwert Sightseeing machen, ohne ständig mit Rauchverboten konfrontiert zu sein.

✓ Sie können am Meer die frische Brise genießen, ohne giftigen Tabakrauch einzuatmen.

- ✓ Sie kommen nicht sofort außer Atem, wenn Sieeine kleine Wanderung unternehmen wollen.

- ✓ Im Alltag verliert die Treppe Ihren Schrecken, wenn z. B. wieder einmal der Lift der Wohnhausanlage ausgefallen ist.

- ✓ Pro Zigarettenpackung sparen Siesich beispielsweise in Österreich 5 bzw. in Deutschland 6 Euro. Wenn Sie sich jeden Tag 5 Euro auf die Seite legen, bringen Sie im Jahr schon 1800 Euro auf die Seite. Sie können sich für spätere finanzielle Schieflagen etwas ansparen, vor allem jetzt in der Krise

- ✓ Sie können sich täglich kleine Belohnungen leisten, anstatt für Zigaretten das Geld zum Fenster hinaus zu rauchen.

- ✓ Sie haben von Anfang an gesundheitliche Vorteile durch Nichtrauchen. Schon nach 20 Minuten normalisiert sich Ihr Blutdruck und Ihr Kreislauf stabilisiert sich.

- ✓ Ihr Immunsystem wird umgehend besser, da die negative Auswirkung des Rauchens auf die weißen Blutkörperchen entfällt. Die Wahrscheinlichkeit von

Lungenentzündungen verringert sich zudem mit einem Rauchstopp.

✓ Wie aktuelle Studien zum Coronavirus unter anderem aus China zeigen, erleiden Raucher viel eher einen schweren Verlauf der Infektionskrankheit. Wie gesagt, es ist jetzt absolut der richtige Zeitpunkt mit dem Rauchen aufzuhören!

✓ Alle Organe werden besser mit Sauerstoff versorgt, die Gefahr einer Krebserkrankung sinkt signifikant.

✓ Ihre körperliche Grundkondition verbessert sich durch die verbesserte Durchblutung und Sauerstoffversorgung.

✓ In 48 Stunden ist das Kohlenmonoxid fast komplett aus Ihrem Körper verschwunden und Sie bekommen wieder mehr Luft.

✓ Ihr Herzinfarktrisiko und Schlaganfallrisiko geht schon nach 24 Stunden zurück.

✓ Ihre Haut wird viel besser mit Sauerstoff und Nährstoffen versorgt und sieht gesünder aus.
✓ Ihre sexuelle Gesundheit verbessert sich drastisch, Unfruchtbarkeit und

Potenzprobleme sind bei Rauchern viel verbreiteter.

✓ Sie gewinnen an Selbstbewusstsein, weil Sie Ihr Leben wieder im Griff haben und Ihre psychische Gesundheit verbessert sich insgesamt.

Das Motto: »Eine ist keine« können Sie für immer vergessen

Jetzt am Ende des Buches, möchte ich Sie noch einmal eindringlich davor warnen, in Zukunft leichtsinnig gegenüber Zigaretten zu werden! Je länger Ihr Rückfall zurückliegen wird, umso gefährlicher wird der Gedanke, dass Ihnen jetzt eh nichts mehr passieren kann und Sie ja eine Zigarette gar nicht wieder süchtig macht. Der Weg aus dem Nikotinsumpf liegt dann schon einige Zeit hinter Ihnen und das Rauchen scheint keine Bedrohung mehr für Sie darzustellen.

Denken Sie daran, dass Reste Ihres Suchtgedächtnisses immer noch in Ihrem Kopf schlummern! Auch aus Ihrem Umfeld können Sprüche kommen wie: »Es ist jetzt eh schon ewig her, dass Sie geraucht haben, eine können Sie probieren!«

Theoretisch lauert die Suchtfalle in den verschiedensten emotionalen Situationen. Egal ob Sie glücklich oder schlecht gelaunt sind, gelangweilt oder wütend, die Lust auf eine Zigarette kann in unterschiedlichsten Situaationen noch einmal auftauchen. Vergessen Sie eines nicht: Sie können sich keine Auszeit vom Nichtrauchen nehmen, ein Zug an der Zigarette beendet Ihr Nichtraucherleben!

Deshalb gibt es nur einen Weg als Nichtraucher: Spielen Sie nicht mit dem Feuer und werden Sie auf keinen Fall mehr leichtsinnig! Machen Sie sich die ganzen Vorteile bewusst, die Sie als Nichtraucher haben und genießen Sie jeden rauchfreien Tag!

Schlussbemerkungen

Ich hoffe, Sie haben beim Lesen dieses Leitfadens wieder neuen Mut und neues Selbstvertrauen getankt, um das Rauchen endlich hinter sich zu lassen! Ich bin überzeugt, wenn Sie die Punkte dieses Leitfadens konsequent Schritt für Schritt umsetzen, werden Sie langfristig Erfolg haben. Wichtig ist jetzt vor allem, dass Sie nicht zu weit in die Zukunft denken, sondern wieder Tag für Tag Ihr Leben als Nichtraucher leben und Ihre Rauchfreiheit genießen.

Greifen Sie jederzeit wieder zum Buch, wenn Sie einmal in einer schwierigen Phase feststecken und binden Sie möglichst Ihr Umfeld bei jeder Gelegenheit ein!

Auch Sie können mich unterstützen, indem Sie eine kurze Bewertung meines Buches verfassen. Einerseits können Sie mir schildern, wie es Ihnen als Nichtraucher geht und andererseits, wie Ihnen das Buch generell gefallen hat. Mir ist die Kritik meiner Leser sehr wichtig und gerne kann ich Wünsche und Anregungen in zukünftige Bücher einarbeiten! Ich freue mich auf Ihr zahlreiches Feedback und bedanke mich schon jetzt für Ihr Interesse und Ihre Unterstützung!

Alles Gute und vor allem ein rückfallfreies Nichtraucherleben!

Markus K. Hoffmann

Anhang

Impressum und Haftungsausschluss

© Autor Markus K. Hoffmann

2. Auflage 2025

Alle Rechte vorbehalten

Umschlaggestaltung: Markus K. Hoffmann unter der Verwendung von Canva

Verlag: BoD · Books on Demand GmbH, In de Tarpen 42, 22848 Norderstedt, bod@bod.de
Druck: Libri Plureos GmbH, Friedensallee 273, 22763 Hamburg

Kontakt: Markus Kurzemann, Wagramerstraße 95, 1220 Wien

Haftungsausschluss

Alle Ratschläge in diesem Buch wurden vom Autor und vom Verlag sorgfältig erwogen und geprüft. Eine Garantie kann jedoch nicht übernommen werden. Autor und Verlag übernehmen keinerlei juristische Verantwortung oder Haftung für Schäden, die Sierch eventuell verbliebene Fehler entstehen.

ISBN: 978-3-7693-3903-1